BEI GRIN MACHT SICH IHR
WISSEN BEZAHLT

Bibliografische Information der Deutschen Nationalbibliothek:

Die Deutsche Bibliothek verzeichnet diese Publikation in der Deutschen National-bibliografie; detaillierte bibliografische Daten sind im Internet über http://dnb.d-nb.de/ abrufbar.

Impressum:

Copyright © 2018 GRIN Verlag
Druck und Bindung: Books on Demand GmbH, Norderstedt Germany
ISBN: 9783346046420

Dieses Buch bei GRIN:

https://www.grin.com/document/505088

Jürgen Paschke

SchülerInnen leiten SchülerInnen an. Projektentwicklung in der Pflege

GRIN Verlag

DIPLOMA – HOCHSCHULE

Private Fachhochschule Nordhessen

Studiengang Medizinalfachberufe

Master of Arts (M.A.)

Projektarbeit

SchülerInnen leiten SchülerInnen an.

Pflichtleistung zum Abschluss des Moduls

Innovationsmanagement

vorgelegt von Jürgen Paschke

I. Inhaltsverzeichnis

II. Abkürzungsverzeichnis

NRW   Bundesland Nordrhein-Westfalen

SGB   Sozialgesetzbuch

LLL   Akronym zum bildungspolitischen Begriff *Lebenslanges Lernen*

1 Projektkommentierung

In der Pflegeberufe-Ausbildungs- und -Prüfungsverordnung, welche der Bundestag am 13.06.2018 zugestimmt hat, werden Ausbildungsziele für das Handlungsfeld *Beraten und Anleiten* wie folgt definiert:

„Die Auszubildenden

a) informieren Menschen aller Altersstufen zu gesundheits- und pflegebezogenen Fragestellungen und leiten bei der Selbstpflege insbesondere Bezugspersonen und Ehrenamtliche bei der Fremdpflege an,

b) wenden didaktische Prinzipien bei Angeboten der Information und Instruktion an,

c) entwickeln ein grundlegendes Verständnis von den Prinzipien und Zielen einer ergebnisoffenen, partizipativen Beratung in Erweiterung zu Information, Instruktion und Schulung."[1]

Im aktuell gültigen Rahmenlehrplan für NRW sind zum Erlangen einer Beratungs- und Anleitungskompetenz von Lernenden 48 Unterrichtsstunden inklusive frei verfügbare 24 Unterrichtsstunden für praktische Übungen in verschiedenen Lernfeldern vorgesehen.[2]

Mit diesem Stundenumfang erscheint ein erreichbares Lernziel für prozedurales Wissen maximal in Stufe 3 der Taxonomie für Kognition, also dem ersten „Anwenden", möglich. Für psychomotorische Lernziele lässt sich wahrscheinlich nur die Ebene 1, die „Imitation", formulieren und für affektive Lernziele die Stufe 1 bis 2 als „Sensibilisierung" und „Bereitschaft", Patienten anzuleiten.[3] Weitere, wichtige Lernschritte zu einer Anleitungskompetenz werden in die praktische Ausbildung gegeben.

Nach Einschätzung von Sonntag et all. besteht aktuell in der Praxis „[...] ein großer Qualifizierungsbedarf bei allen Pflegekräften, in deren Ausbildung Beratung noch nicht als pflegerische Kernaufgabe und als Ausbildungsziel vorgege-

---

[1] PflAPrV (2018), Anlage 1, S. 43.
[2] Vgl. MGSFF NRW (2003) S. 37f und S. 39f.
[3] Vgl. Marienhagen, J. (2016) S. 64 ff.

ben war [...]".[4] Dieser Ausbildungsbereich muss also den professionell Pflegenden übertragen werden, die durch Ihre Zusatzqualifikation als Praxisanleiter prädestiniert sind.

Da die Anleitung und Beratung ein hochsensibler Tätigkeitsbereich am Klienten ist, der eine multidimensionale Patientenorientierung verlangt[5], sollte der Lernprozess von Schülern patientenfern stattfinden. Sonntag et all. stellen fest, dass der Anleitungsprozess am Patienten dem am Lernenden entspricht.[6] Es bietet sich an, das Erlernen von handlungszentrierter Anleitung in der Praxis im geschützten Raum des Peer-Tutoring zu belassen.

Lernende erlangen durch das Projekt *„SchülerInnen leiten SchülerInnen an"* eine Anleitungskompetenz auf einem höheren Taxonomie-Niveau. Der Kreis anleitungskompetenter Pflegenden wird größer. Davon profitieren sowohl Patienten als auch zukünftige Auszubildende.

Durch metakognitive Prozesse bei der Entwicklung einer Anleitungssituation für Lernende mit geringerem Lernstand erlangt der anleitende Auszubildende erweiterte Lernkompetenzen für seine eigene praktische Ausbildung. Von diesem Mehrwert profitieren im dritten – dem für einen Prüfungserfolg entscheidenden Ausbildungsjahr – sowohl die Lehrenden als auch der Lernende.

In der bereits zitierten Ausbildungs- und Prüfungsordnung wird die Rolle der Lehrkräfte in der praktischen Ausbildung wie folgt beschrieben: „Aufgabe der Lehrkräfte ist es, die Auszubildenden insbesondere fachlich zu betreuen und zu beurteilen sowie die Praxisanleiterinnen oder die Praxisanleiter zu unterstützen. Hierzu ist eine regelmäßige persönliche Anwesenheit der Lehrkräfte in den Einrichtungen zu gewährleisten."[7] Eine Projektbeteiligung durch Lehrkräfte in der Pflege ist damit obligat.

---

[4] Sonntag, K.; von Reibnitz, C.; Strackbein, D. (2017) S. 41.
[5] Vgl. ebenda, S. 43f.
[6] Vgl. ebenda, S. 47.
[7] PflAPrV (2018) § 5.

2

2 Projektplan „SchülerInnen leiten SchülerInnen an."

Erarbeitet wurde ein Grundgerüst für ein Konzept zur schrittweisen Heranführung von Auszubildenden im zweiten Lehrjahr an die Pflegehandlung „Anleiten zur eigenständigen Blutzuckermessung im Schnelltest".

Die konkrete Planung kann erst erfolgen, wenn die Pflegedirektion nach Vorlage dieser Projektbeschreibung entschieden hat. Nach positiven Bescheid wird die Projektbeschreibung entsprechend der Stationsmöglichkeiten und der Einsatzplanung konkretisiert. Für die Implementierung des Konzeptes in einen Bereich ist eine Arbeitsgruppe mit Mitgliedern aus dem betroffenen Bereich und weitere für die Umsetzung verantwortlichen Personen vorgesehen. Die Ergebnisüberprüfung wird mit verschiedenen Evaluationsinstrumenten durchgeführt.

2.1 Projektverantwortung

Projektauftrag:

- Projektmanagement (GF)
- Pflegedirektion, Leitung der Zentralen Pflegeschule

Projektleitung:

- Hauptamtliche Praxisanleitung, Verantwortliche Lehrkraft

Lenkungsausschuss:

- Pflegedirektion/ Projektmanagement
- Leitung der Zentralen Pflegeschule
- Projektleitung

Teilprojektleitungen:

- Bildungskonzept: Projektleitung, Diabetesfachkraft der Diabetesberatung
- Konkretisierung im Ausbildungsbereich „Station": Stationsleitung, Praxisanleitung der Station
- Stakeholder-Analyse: Projektleitung
- Internes Projektmarketing/ Kommunikation: Projektleitung.

2.2 Problembeschreibung

Auszubildende:

- Das Ziel einer eigenverantwortlichen, situativen Pflegekompetenz kann nicht allein in der regulären Praxis auf der Station erreicht werden, da die Kompetenzentwicklung von Auszubildenden dort oftmals unkoordiniert bleibt.
- Das Ausbildungsziel „Anleitungskompetenz" wird in der Pflegepraxis nicht oder nur unzureichend verfolgt, da gesetzliche Grundlagen zur Vergütung dieser Pflegehandlung im SGB nur für die ambulante Versorgung und das Entlass-Management vorliegen.[8]
- Eine verantwortliche Mitwirkung von Auszubildenden im Gesundungsprozess von Patienten wird nur vereinzelt systematisch gefördert. Sie erleben den Versorgungsprozess nur partiell und erfassen daher die Komplexität nur ansatzweise.
- Auszubildende entwickeln Angst und Unsicherheit durch das Erleben einer Differenz zwischen theoretischem Wissen und der praktischen Anwendung im Pflegeprozess. Erworbenes Wissen kann daher nur schwer in die konkrete Pflegesituation transferiert werden.

Praxisanleitende:

- Weitergebildete Praxisanleitungen der Station erleben durch kürzere Verweilzeiten von Patienten und Pflegeschülern eine hohe Arbeitsbelastung in der Patientenversorgung sowie im Ausbildungsbedarf. Die notwendige Effizienzsteigerung unterliegt natürlichen Rationalisierungsprozessen, die einem individuellen Bedarf der Lernenden entgegenstehen.

Pflegekräfte:

- Neben der hohen Arbeitsbelastung, bedingt durch die Patientenversorgung, erleben Examinierte im Schülerkontakt ihr fehlendes oder nicht aktualisiertes pädagogisches Wissen. Dies führt zu einer zusätzlichen,

---

[8] Vgl. SGB XI (2017) §§ 7, 7a, 37(3), 45.

starken psychischen Belastung, die zur Vermeidung von Lernsituationen führt.

- Ein großer Anteil der praktizierenden Pflegekräfte wurde vor 2003 aus- gebildet. Ihre Ausbildung erfolgte Fächer-orientiert, ohne Beachtung des Kompetenzbegriffs und ohne Berücksichtigung des pflegerischen Hand- lungsfeldes „Anleitung und Beratung".[9]

Andere Berufsgruppen:

- Eine interdisziplinäre Zusammenarbeit zwischen den verschiedenen Be- rufsgruppen im therapeutischen Team findet, bezogen auf Ausbildung, nur in Ansätzen und oftmalig zufällig statt.

Unternehmen:

- Um einem drohenden Fachkräftemangel im Bereich der Pflege entgegen zu wirken, sind Alleinstellungsmerkmale in der Patientenversorgung und Pflegeausbildung zu entwickeln.

2.3 Zielsetzung

Kurzfristige Ziele:

- Für jeden Auszubildenden kann eine definierte Handlungskompetenz beim Blutzucker-Schnelltest erreicht werden.
- Für jeden anleitenden Auszubildenden kann eine definierte Anleitungs- und Lernkompetenz am Ende des Projektes erreicht werden.
- Individuelle Unterstützungsmaßnahmen und das Eliminieren von lernbe- hindernden Faktoren ermöglichen die Zielerreichung auch für Auszubil- dende mit besonderem Förderbedarf.
- Der fortgeschrittene Auszubildende entwickelt durch metakognitive Lern- prozesse im Lernthema „Anleiten" eigene Lernkompetenz. Diese stellt eine Schlüsselkompetenz für lebenslanges Lernen (LLL) dar.[10]

---

[9] Vgl. Sonntag, K.; von Reibnitz, C.; Strackbein, D. (2017) S. 41.
[10] Vgl. Pastoors, S. (2018), S. 103.

5

<u>Mittelfristige Ziele:</u>

- Es entsteht ein valides Lehr-Lern-Konzept für Anleitungskompetenz in der praktischen Pflegeausbildung.
- Durch Transfer des Konzeptes auf andere pflegerische Lernfelder kann schrittweise praktische Ausbildung im Peer-Tutoring etabliert werden.
- Das Peer-Tutoring bietet den Praxisanleitungen der Station ein Konzept für geplante Tandem-Anleitungen und zur strukturierten Förderung der Lernkompetenz an.
- Die Mitarbeiter der Stationen erleben eine Reduktion ihrer körperlichen und psychischen Belastung durch Ausbildungsbedarf.
- Es wird ein Interesse der Mitarbeiter auf Ausbildung und (Praxis-) Anleitung geweckt.
- Durch die gemeinsame Projektarbeit von Pflegeexperten und Pflegelehrern verringert sich die erlebte Praxis-Theorie-Diskrepanz.
- Das Rollenverständnis beteiligter Lehrkräfte verändert sich vom Wissensvermittler zum Tutor oder Mentor von Lernprozessen.

<u>Langfristige Ziele:</u>

- Die interprofessionelle Zusammenarbeit im therapeutischen Team wird auch im Bereich von Ausbildung gestärkt.
- Das Projekt kann bestehende Vorbehalte in der Belegschaft gegen eine Schulstation reduzieren. Ökonomische Ausbildungskonzepte werden angebahnt.
- Eine stärkere Bindung von Auszubildenden mit Anleitungskompetenz als potentielle neue Mitarbeiter an das Unternehmen findet statt.
- Potentielle Auszubildende bewerben sich an der Ausbildungseinrichtung.
- Am Projekt beteiligte Mitarbeiter werden in ihrer eigenen kontinuierlichen Lernentwicklung gefördert und erweitern dadurch ihre Handlungskompetenz.

2.4 Betroffene Personen

Pflegebereich:

Die auszuwählende Station sollte folgende Kriterien erfüllen:

1. Die Anleitung von Patienten im Bereich der Selbsttestung von Blutzuckerwerten sollte gehäuft vorliegen.
2. Es findet eine regelmäßige Zusammenarbeit mit der Diabetesberatung in Kontext des Programmes „Diabetiker-freundliches Krankenhaus" statt.
3. Die Personalsituation muss geplante Anleitungstermine mit zwei Auszubildenden auf unterschiedlichen Lernstand zulassen.
4. Die Station hat in den, nach jedem Einsatz stattfindenden, Praxisevaluationen, positive Ergebnisse nachweisen können. Es besteht ein gelebtes Ausbildungsinteresse und damit Akzeptanz.
5. Die Leitung des Pflegebereiches ermöglicht planerisch zuverlässig die Anleitungstermine und lässt die Einbindung mindestens einer Praxisanleitung Vorort zu.

Schule für Pflegeberufe:

- Die Schulleitung ermöglicht durch die Einsatzplanung ein Zusammentreffen von Auszubildenden im ersten und beginnenden dritten Ausbildungsjahr.
- Die Unterrichtsentlastung der Lehrkraft für die notwendige Projekt- und Praxisbegleitung wird gewährleistet.

Andere Arbeitsbereiche:

- Patienten sind im Projektverlauf nicht betroffen, da alle Aktivitäten zum Patientenschutz im dritten Lernort stattfinden.
- Die Pflegedirektion sollte im Bedarfsfall in Zusammenarbeit mit seinem Leitungsteam die personellen Ressourcen der betroffenen Station stützen.
- Der ärztliche Dienst und die Funktionsbereiche sind nicht betroffen.

- Die Diabetesfachkraft sollte inhaltlich im Projektplan eingebunden sein und für die Einweisung in das Blutzucker-Messgerät zur Verfügung stehen.

2.5 Berührungspunkte zu anderen Projekten

Durch die Auswahl des Projektinhaltes ergeben sich fördernde Schnittpunkte. Im Rahmen zertifizierter Versorgungsprozesse als Diabetes-freundliches Krankenhaus werden aufgenommene Patienten auf eine unentdeckte Diabeteserkrankung gescreent. Bei positivem Befund erfolgt die konsiliarische Betreuung durch einen Diabetologen und eine Diabetes-Fachkraft. Im Verlauf des Krankenhausaufenthalts erhält der betroffene Patient eine systematische Behandlung der Erstmanifestation. Dazu zählt auch die schrittweise Einweisung in ein eigenes Blutzucker-Messgerät zur Selbstkontrolle. Begleitende Anleitungen werden in diesem Prozess regelmäßig durch (am Gerät) geschulte Pflegekräfte angeboten.

Damit besteht ein interdisziplinäres Interesse daran, anleitungskompetente Pflegekräfte zu gewinnen.

2.6 Modellbeschreibung

Die Verantwortlichen der praktischen und theoretischen Ausbildung führen nach jedem theoretischen Block in den Lehrkrankenhäusern haus- und kursgebunden eine ganztägige Lernwerkstatt *Pflege* zu unterrichteten Lerneinheiten durch.

Pflegerisches Handeln kann dort erlernt, geübt, perfektioniert und reflektiert werden. Fragestellungen aus der Pflegepraxis werden mit dem Wissen, das am Lernort Schule vermittelt wurde, verbunden und vertieft. Das Lernen findet in einem geschützten Rahmen in Kleingruppen statt, in dem experimentiert und verschiedene Lösungsmöglichkeiten praktisch erprobt werden können.[11]

Die Thematik „Pflege von PatientInnen mit Diabetes mellitus" wird im 6. Theorieblock unterrichtet. Die Lerneinheit „Anleiten und Beraten" wird im 7. Block

---

[11] Vgl. Bohrer, A. (2014) S. 109.

behandelt. Im Rahmen des Projektes soll die Anleitung zum Blutzucker-Schnelltest in der anschließenden Lernwerkstatt geplant und erprobt werden.

Im ersten Projektschritt sollen die folgenden Inhalte auf die Anleitungssituation vorbereiten:

1. Schülerzentrierte Wiederholung folgender theoretischer Lerninhalte:
    a. Die vier Schritte des Anleitungsprozesses,
    b. Die Rollen und Kompetenzen des Anleiters,
    c. Die zu schulenden Kompetenzen,
    d. 4-Schritt-Methode nach Peyton für psychomotorisches Lernen,
    e. Anleitungshindernisse und -förderer.
2. Parallelitäten von Schüler- und Patientenanleitung erkennen.
3. Anleitungselemente im Anleitungsprotokoll der Pflegeschule erkennen.
4. Lernziele für den Anleitenden und den Angeleiteten formulieren.
5. Praktische Schulung zum Blutzucker-Schnelltest durch die Diabetes-Fachkraft und Selbstversuch mit eigenem, überlassenem Gerät.
6. Brainstorming zu den Fragen: „Was ist mir wichtig zum Gelingen einer Anleitung?" und „Was könnte mich hemmen in einer Anleitung?"
7. Teilschritte der Handlung mit Herausforderungen und Fehlerquellen für Laien und mit fachlichen Erläuterungen schriftlich erarbeiten.
8. Planung der Anleitungssituation in Partner- oder Gruppenarbeit.
9. Generalprobe der Anleitung im Rollenspiel (Plenum).
10. Korrekturarbeiten nach Resümee aus dem Plenum.

Der zweite Projektschritt findet im Einsatzort als terminierte und geplante Praxisanleitung statt. Die in der Lernwerkstatt erarbeitete Anleitungssituation wird mit der Praxisanleitung im Rollenspiel geübt und reflektiert.

Im letzten Schritt leitet der erfahrenere den unerfahrenen Auszubildenden in fachlicher Begleitung der Praxisanleitung an. Abgeschlossen wird das Projekt mit Einzelgesprächen zum jeweiligen Lernstand und einem gemeinsamen Reflexionsgespräch zur Anleitungssituation. Dabei werden zuvor erarbeitete Lernziele evaluiert und in den Formularen der Pflegeschule dokumentiert. Weitere Lernschritte werden nachvollziehbar beschlossen.

Die Auszubildenden erhalten abschließend einen Bewertungsbogen zur Anlei-
tungsform, um das Projekt evaluieren zu können.

2.7 Verortung des Projektes in der Pflegeausbildung

Die Ausbildung in der Pflege findet 3-strahlig mit Kursbeginn April und September jeden Jahres statt. Es liegt ein fortlaufender Rollplan der Praxis- und Theo-
rieblöcke aller Kurse vor. Damit ist eine vorrausschauende Einsatzplanung ohne Mehraufwand zweckdienlich umzusetzen.

Die 7. Lernwerkstatt des Kurses mit Beginn im April ist im Herbst des 2. Ausbil-
dungsjahres verplant. Die Überschneidung der praktischen Einsätze dieses
Kurses mit den Ausbildungsstartern im September bietet ein passendes Zeit-
fenster im Frühjahr des Folgejahres. Die Lernstand-Voraussetzungen für das
Projekt „SchülerInnen leiten SchülerInnen an." sind im fortlaufenden Einsatz-
plan ohne zusätzlichen Aufwand zu erfüllen.

3 Projektstrukturplanung

Die Projektschritte sind wie folgt geplant, verantwortet und terminiert:

Thema	Verantwortlich	Zeitrahmen
1. Projektantrag und bewilligung.	Projektleitung, Projektmanager, Pflegedirektion	Nov. 2017
2. Internes Projektmarketing: • Interne Qualitätszirkel, • Lehrerkonferenz, • Auszubildende via Schulkonferenz, • Betriebsrat und JAV.	Projektleitung	Jan. 2018 bis März 2018
3. Teambildung: Diabetes-Fachkraft und Diabetologe	Projektleitung	Jan./Febr. 2018
4. Teambildung: Ausbildungsstation	Projektleitung	April 2018
5. Didaktische Planung der Lernwerkstatt, Erwartungshorizonte, Anleitungsziele,	Projektleitung	Jan. bis Juli 2018

Thema	Verantwortlich	Zeitrahmen
Evaluationsbögen.		
6. Überprüfendes Riskmanagement.	Projektmanager/ Projektleitung	Mai bis Juli 2018
7. Information, Einverständnis und Vorbereitung der anleitenden Auszubildenden.	Projekt- Lehrkraft	August 2018
8. Einsatzplanung 2019	Schulleitung/ Projekt- Lehrkraft	Sept. 2018
9. Durchführung der Lernwerkstatt	Projektleitung	Okt. 2018
10. Dienstplan und Terminierung Praxisanleitungen.	Stationsleitung/ Hauptamtliche Praxisanleitung	Okt. 2018
11. Information, Einverständnis und Vorbereitung der anzuleitenden Auszubildenden.	Projekt- Lehrkraft	Jan. 2019
12. Projektschritt 2 und 3	Hauptamtliche Praxisanleitung	März 2019
13. Evaluation und abschließende Berichterstattung	Projektleitung	April 2019

4 Perspektiven

Auszubildende:

Das Projekt und damit die Schülerzahl kann ressourcenorientiert ausgeweitet und eingeschränkt werden. Jeder Teilschritt des Projektes ist durch eine Ergebnissicherung und einen definierten Lernzuwachs in sich abgeschlossen.

Patientensicherheit:

Der Regelbetrieb und die Patientenversorgung werden nicht beeinflusst.

Planungssicherheit:

Das Projekt knüpft in jedem Teilschritt an Regelabläufen an und endet mit regelhaften Abläufen. Ein Abbruch ist nach jedem Teilschritt möglich. Durch die kontinuierliche Planung für das gesamte Ausbildungsjahr ergibt sich eine hohe Planungssicherheit. Es erfolgt eine enge Abstimmung mit Einsatzplanverantwortlichen und Dienstplangestalter.

Modellerweiterung:

Das Schulungskonzept ist auf die innerbetriebliche Fortbildung von examinierten Pflegekräften transferierbar.

5 Kritische Erfolgsfaktoren

Fehlende Personalressourcen:

Personalengpässe gehören in einem Ressourcen-orientierten Unternehmen zum Alltag. Damit ist auch der erfolgreiche Ablauf des Projektes durch diesen Umstand gefährdet, auch wenn dadurch „nur" Auszubildende aus dem Regelbetrieb entnommen werden.

Durch die Selbstverpflichtung der Pflegedirektion und deren nachgeordneten Pflegedienstleitungen im Rahmen der Projektbewilligung sollten kurzfristige Engpässe durch Personal von einer anderen Station auszugleichen sein. Durch den langen Vorlauf des Projektes sind eingeplante Personalpuffer im Bereich der pflegerischen Hilfskräfte denkbar. Der Belastungszeitraum der Lernstation durch das Projekt liegt nicht in der Haupturlaubszeit.

Überforderung des anleitenden Auszubildenden:

Eine Überforderung des anleitenden Auszubildenden kann durch die Situation, der fehlenden Vorbereitung oder ein unentdecktes Lerndefizit entstehen.

Die mehrschrittige Vorbereitung zur eigenständigen Anleitung und der lange Projektverlauf bieten ausreichend Zeitkorridore, um Lerndefizite zu erkennen und zu beseitigen. Die kontinuierliche Lernbegleitung ermöglicht jederzeit ein Einschreiten bei Überforderung. Auch ein Abbruch ist individuell möglich, ohne vorherige Lernerfolge zu gefährden, da jede Projektphase didaktisch abgeschlossen endet.

Keine oder geringe Akzeptanz des Projektes:

Die Mitarbeiter auf der Pflegestation tragen mittelbar zum Gelingen des Projekts bei. Deshalb ist es wichtig, deren volle Akzeptanz für dieses Projekt zu haben.

Ursachen für fehlende Toleranz gegenüber Ausbildung können aktuelle Überforderungen der Mitarbeiter durch zu große psychische und physische Belastungen sein.

Als weitere Ursachen sind eine unzureichende Integration des Pflegeteams in das Projekt aufgrund fehlender Information oder bestehende Teamkonflikte selbst denkbar.

Ein gewissenhaftes Projektmarketing, klare und verlässliche Absprachen sowie sofortige Reaktion auf Störungen sollten diese Gefahr minimieren. Eine abschließende Reflexion des Projektverlaufes im Stationsteam ist obligat.

6 Innovationsgehalt des Projekts „SchülerInnen leiten SchülerInnen an."

Sicherlich sind die Einzelaspekte des Projektes nicht von innovativem Charakter. Sowohl die Form der Lernwerkstatt als soziale Lernform als auch die Methode des Peer-Tutoring im handlungs-, kompetenz- und erfahrungsorientierten Kontext haben ihre gedanklichen Wurzeln in der Reformpädagogik der 70-er Jahre des zurückliegenden Jahrhunderts.[12] Gleiches gilt für die Verlagerung des psychomotorischen Lernens in einen geschützten 3. Lernort.[13]

Zur Ermittlung des Innovationsgehalts des Projekts sollen die Kriterien (1) Zielsetzungen, (2) Implementationsstrategie und (3) Unterstützungsleistungen herangezogen werden.

Zielsetzungen: Das Projekt „SchülerInnen leiten SchülerInnen an" weist innovative Ansätze aufgrund eines Konglomerats der zugrunde liegende Zielsetzun-

---

[12] Vgl. Oelke, U.; Meyer, H. (2013) S. 383.
[13] Vgl. ebenda, S. 366.

gen auf. Diese beziehen sich nicht nur auf die Lernmethoden, sondern insbesondere auf die Perspektiven der Stakeholder. Die Entwicklung einer pflegerischen Anleitungsexpertise für Pflegeschüler und Patienten besitzt einen universalen Veränderungsanspruch.

Neben dem individuellen Lernfortschritt im geschützten, sozialen Lernen werden betriebliche Lernprozesse durch Multiplikatoren-Charakter sowie Schulentwicklung durch neue Lernkonzepte angestoßen.

Es entsteht ein Lernkonzept für die Pflegepraxis, welches Lernkompetenz gezielt fördert und evaluierbar macht.

Das Projekt intendiert durch seine Methodik eine Entwicklung des Lehrers und Praxisanleiters zum Coach.

Durch die Wahl des Handlungsfeldes wird Patientenedukation in der Akutpflege und Anleitungskompetenz in der Pflegepraxis angebahnt. Ein attraktives Alleinstellungsmerkmal der Einrichtung für Patienten und Ausbildungsplatzsuchende.

Implementationsstrategie: Das Projekt weist im Vergleich zu anderen Schulprogrammen eine Besonderheit hinsichtlich der Implementierung auf. Während anderen Maßnahmen meist durch die jeweiligen schulinternen Initiatoren bzw. Entwickler top-down für den Unterricht vorgeben werden, wird in diesem Projekt die Implementationsstrategie weitestgehend dem praktischen Lernort überlassen.

Unterstützungsleistungen: Es sind für das Projekt keine besonderen Unterstützungsleistungen notwendig. Der Rahmen, die personellen Ressourcen und materiellen Mittel bewegen sich im Kontext der bestehenden theoretisch-praktischen Ausbildung in der Pflege.

7 Literaturverzeichnis

Bohrer, A. (2014): Lernort Praxis. Kompetent begleiten und anleiten. 3. Auflage Prodos Verlag Brake.

Marienhagen, J. (2016): Berufspädagogik. Studienheft Nr. 422, 2. Auflage 04/2016. DIPLOMA Private Hochschulgesellschaft mbH Bad Sooden-Allendorf.

MGSFF NRW (2003): Ausbildungsrichtlinie für die staatlich anerkannten Kranken- und Kinderkrankenpflegeschulen. Oelke, U. (1998). Überarbeitung: Hundenborn G. und Kuhn, C. (2003). Ministerium für Gesundheit, Soziales Frauen und Familie des Landes Nordrhein-Westfalen (Hrsg.). 149 Seiten, PDF-Datei.
http://www.dip.de/fileadmin/data/pdf/material/ausbildungsrichtlinie%252 0krankenpflegeausbildung%2520nrw.pdf, zuletzt abgerufen am 18.07.2018.

Oelke, U.; Meyer, H. (2013): Didaktik und Methodik für Lehrende in Pflege- und Gesundheitsberufen. >TEACH THE TEACHER<. Cornelsen Schulverlage GmbH Berlin.

Pastoors, S. (2018): Lernkompetenz. In: Praxishandbuch berufliche Schlüsselkompetenzen. J.H. Becker, H. Ebert, S. Pastoors (Hrsg.). Springer-Verlag GmbH Deutschland.

PflAPrV (2018): Drucksache 19/2707 Ausbildungs- und Prüfungsverordnung für die Pflegeberufe (Pflegeberufe-Ausbildungs- und -Prüfungsverordnung – PflAPrV). Verordnung des Bundesministeriums für Familie, Senioren, Frauen und Jugend und des Bundesministeriums für Gesundheit 13.06.2018. Deutscher Bundestag. 118 Seiten, PDF-Datei. http://dip21.bundestag.de/dip21/btd/19/027/1902707.pdf, zuletzt abgerufen am 18.07.2018.

Sonntag, K.; von Reibnitz, C.; Strackbein, D. (2017): Die Rolle der Beratung in der Pflege. In: Patientenorientierte Beratung in der Pflege. Springer-Verlag Berlin Heidelberg.

SGB XI (2017): Sozialgesetzbuch Elftes Buch; Soziale Pflegeversicherung. Stand: Zuletzt geändert durch Art. 9 G v. 18.7.2017 I 2757. https://www.sozialgesetzbuch-sgb.de/sgbxi/1.html, zuletzt abgerufen am 25.07.2018.

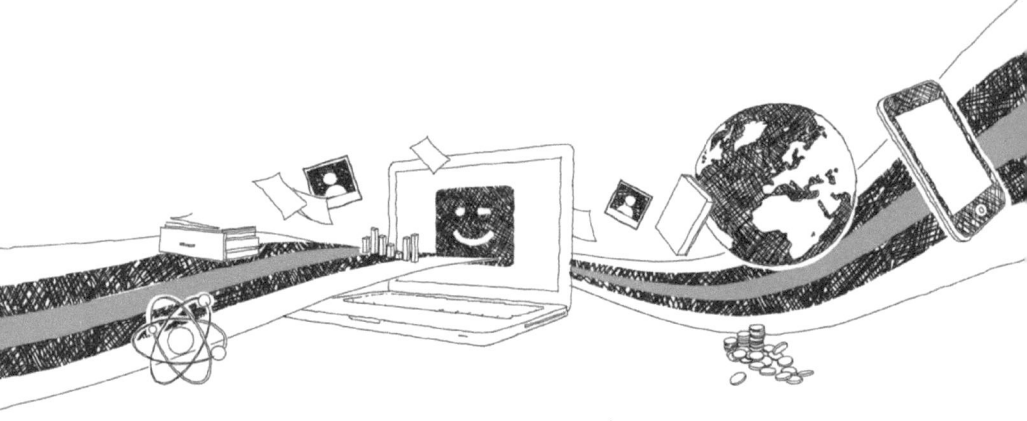
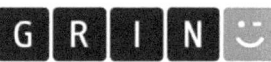